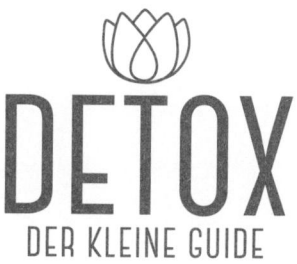

DETOX

DER KLEINE GUIDE

Die Originalausgabe erschien 2021 in Großbritannien bei
OH!, 20 Mortimer Street , London W1T 3JW
Titel der Originalausgabe: The Little Book of Detox
Alle Rechte vorbehalten.

Text © 2021 OH!
Design © 2021 OH!
Redaktionelle Beratung: Sasha Fenton
Redaktion: Victoria Godden
Projektmanagement: Russell Porter
Design: Ben Ruocco
Herstellung: Rachel Burgess

Copyright der deutschen Ausgabe: © 2022 moses. Verlag GmbH
moses. Verlag GmbH, Arnoldstraße 13d, 47906 Kempen
Fon 02152-209850, Fax 02152-209860
Mail info@moses-verlag.de, www.moses-verlag.de

ISBN 978-3-96455-204-4

Übersetzung aus dem Englischen: Stephanie Kuballa-Cottone
Layout, Typographie, Satz, Redaktion: Weiß-Freiburg, Grafik und Buchgestaltung
Coverdesign: Sandra Kretzmann
Produktmanagement: Tanja Mues

Bildnachweise:
© Innenillustrationen bei Creative Market: Seamless Patterns & Mandalas, Seiten 8-10,
18-20, 26-28, 62-64, 72-74, 90, 94-96, 100, 108-110, 122-124, 132, 142-144, 152-154,
164-166, 176-178. © Coverillustrationen bei piixypeach/Freepik und bei Creative
Market (Born in Epic, Celeste Magic Kit, Seamless Patterns & Mandalas)

Printed in China

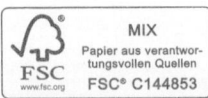

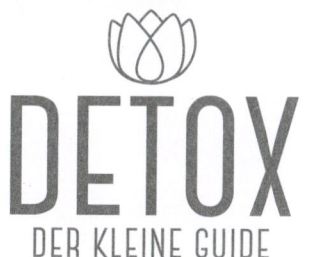

DETOX
DER KLEINE GUIDE

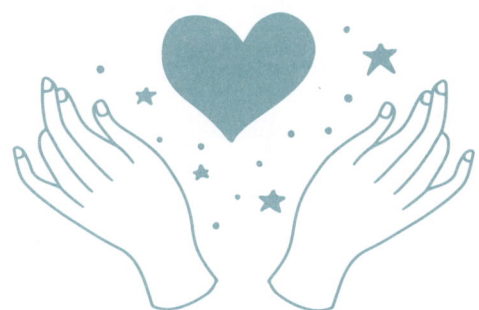

Sonia Jones

moses.

INHALT

Einleitung 6

Kapitel 1
Sechs wichtige Detox-Organe 8

Kapitel 2
Hydration 18

Kapitel 3
Obst und Gemüse 26

Kapitel 4
Lebende Enzyme und Bakterien 62

Kapitel 5
Ballaststoffe 72

Kapitel 6
Der Darm 82

Kapitel 7
Ergänzungsmittel 94

Kapitel 8
Sprossen und Keimlinge   108

Kapitel 9
Toxische Belastungen begrenzen   122

Kapitel 10
Nebenwirkungen einer Detox-Kur   142

Kapitel 11
Wellness zum Selbermachen   152

Kapitel 12
Heilsame Behandlungen und Übungen   164

Kapitel 13
Entrümpeln und ordnen   176

Zum Abschluss   190

EINLEITUNG

Mit dem Wort *Detox* verbinden die Menschen unterschiedliche Dinge. Für die einen bedeutet es ein Wochenende ohne Alkohol, andere verstehen darunter eine fünftägige Smoothie-Kur oder trinken drei Tage lang grüne Säfte. Wieder andere sagen, Zucker wegzulassen sei „Detox" genug.

Zur Entgiftung nutzt unser Körper sechs Entgiftungsorgane: Leber, Nieren, Darm, Lunge, Lymphsystem und Haut. Nahrungsmittel, die Zusatz-, Farb- und Konservierungsstoffe, Pestizide, künstliche Aromen oder Süßungsmittel enthalten, können diese Organe überfordern oder sogar schädigen.

Eine Detox-Kur ist eine gute Möglichkeit, unseren Organen alles zu geben, was sie brauchen, damit sie ihre Aufgaben bestmöglich erfüllen können: unseren Körper von Giftstoffen befreien und schadhafte Zellen reparieren bzw. durch gesunde ersetzen. Und ganz nebenbei ist so eine Kur der perfekte Start in eine bewusstere, gesündere Lebensweise.

Dieser kleine Guide versorgt Sie mit den Informationen, die Sie benötigen, um Ihr eigenes Detox-Programm zusammenzustellen, das ganz auf Ihre Bedürfnisse und Ziele zugeschnitten ist.

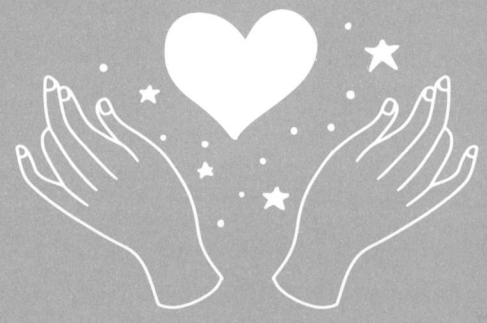

KAPITEL

1

SECHS WICHTIGE DETOX-ORGANE

Leber, Nieren, Lymphsystem, Darm, Lunge und Haut sorgen gemeinsam dafür, dass giftige Substanzen aus dem Körper ausgeschieden werden. Ist ein Organ überlastet, müssen die anderen Organe dies kompensieren, was sich negativ auf das gesamte System auswirken kann. Eine bestimmte Lebensführung kann Probleme hervorrufen, diese Organe über Gebühr beanspruchen und in ihrer Funktion einschränken. Wer zum Beispiel zu häufig zu viel Alkohohl trinkt oder regelmäßig Medikamente einnimmt, belastet seine Leber.

die LEBER

Ihre Leber ist einer ihrer stärksten Verbündeten
im Entgiftungsprozess. Eine der zahlreichen
Aufgaben der Leber besteht darin, Substanzen in
ihre weniger schädlichen Bestandteile zu zerle-
gen, die dann vom Körper ausgeschieden werden
können. Wenn Sie große Mengen an syntheti-
schen Süßungsmitteln und anderen Lebensmittel-
zusatzstoffen zu sich nehmen, verunreinigen Sie
Ihr System und bürden Ihrer Leber mehr Arbeit
auf – oder überfordern sie vielleicht sogar.

der DARM

Zu den wichtigsten Komponenten unseres Entgiftungs- und Reinigungssystems zählt ein gut funktionierender Darm. Eine ballaststoffreiche Ernährung hilft, den Stuhl weich und geschmeidig zu machen, und schützt vor Verstopfung, wodurch der Abtransport von Abfallstoffen beschleunigt wird. Dies reduziert das Risiko einer Selbstvergiftung drastisch, denn wenn Zersetzungsgifte zu lange im trägen Darm verbleiben, werden sie vermehrt reabsorbiert. Ballaststoffe stärken außerdem die Darmflora, indem sie nützliche Mikroorganismen nähren, die wiederum Toxine abbauen.

die NIEREN

Damit unsere Nieren ihre Reinigungsfunktion
erfüllen können, müssen wir genügend trinken.
Koffeinhaltige Getränke wie Kaffee oder Tee,
aber auch Alkohol und viele Softdrinks wirken
harntreibend, was die empfindlichen Nierenzellen
unnötig belastet. Solche stark wasserentziehenden
Getränke sind für den Entgiftungsprozess nicht
förderlich.

das LYMPHSYSTEM

Über das Lymphsystem, das ein Teil des Immun-
systems ist, werden Abfallstoffe ausgeschieden.
Anders als das Kreislaufsystem hat es jedoch keine
Pumpe, weshalb es leicht träge werden kann und
sich Stauungen bilden können.

Da die meisten Menschen heutzutage sitzenden
Tätigkeiten nachgehen, besteht ein wichtiger Teil
des Detox-Prozesses darin, sich mehr zu bewegen:
Muskeltätigkeit fördert einen besseren Abfluss
der Lymphe.

die HAUT

Die Haut ist unser größtes Entgiftungsorgan, und damit sie ihre Funktion bestmöglich erfüllen kann, müssen wir dafür sorgen, dass sie nur mit den besten Produkten gepflegt wird. (Später gehen wir genauer auf Hautpflegeprodukte ein.) Schwitzen ist von entscheidender Bedeutung, und auch ein regelmäßiges Peeling tut gut, genauso wie ein Sonnenbad – letzteres allerdings nur in Maßen!

Die Haut wird oft als der Spiegel unserer Gesundheit bezeichnet. Sie können also davon ausgehen, dass Ihre Haut nach einer Detox-Kur nicht nur gut aussehen wird, sondern auch ihre Aufgaben besser erfüllen kann.

die LUNGE

Unsere Lunge scheidet Abfallstoffe unseres Körpers über die Atmung aus. Flache Atmung, schlechte Körperhaltung und Stress beeinträchtigen die Lungenfunktion deutlich. Die meisten von uns verbringen zu viel Zeit in geschlossenen Räumen, deswegen ist es wichtig, regelmäßig an die frische Luft zu gehen, idealerweise in Verbindung mit einem anregenden Spaziergang.

Tiefe Atemzüge zu nehmen, mit denen das Lungenvolumen voll ausgenutzt wird, helfen jeder einzelnen Zelle, noch wirkungsvoller zu entgiften.

„Gesundheit ist das größte
Geschenk, Zufriedenheit
der größte Reichtum,
Treue die beste Beziehung."

SIDDHARTHA GAUTAMA

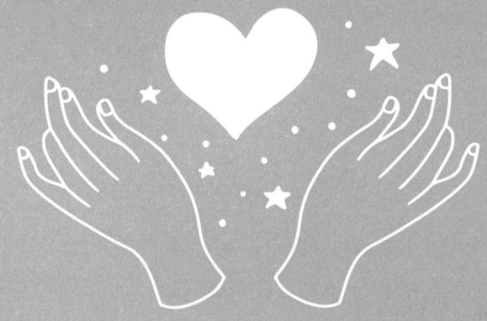

KAPITEL

2

HYDRATION

Hätten Sie's gewusst?

Die meisten Menschen verwechseln das Durstgefühl mit Hunger und essen eine Kleinigkeit, wenn sie eigentlich etwas trinken müssten. Viele nehmen schlicht nicht genug Wasser oder hydratisierende Getränke zu sich, obwohl sie nicht abstreiten würden, dass Wasser gut für sie ist. Auch wenn es allzu einfach klingen mag: Wenn Sie entgiften möchten, müssen Sie zunächst ausreichend Flüssigkeit zu sich nehmen, damit die Zellen die Giftstoffe ausleiten können. Meine Patient*innen geben oft einen der folgenden vier Gründe an, warum sie nicht genügend Wasser trinken:

„Ich vergesse es.“

„Wasser schmeckt mir nicht.“

„Von Wasser wird mir schlecht.“

„Ich habe Angst, dass ich zu viel auf einmal trinken könnte.“

Schauen wir uns diese Gründe im Einzelnen an …

„Ich vergesse es."

Wenn es Ihnen schwerfällt, im Arbeitsalltag daran zu denken, genügend zu trinken, nehmen Sie sich eine Flasche Wasser mit zur Arbeit und stellen Sie diese in Sichtweite auf Ihren Schreibtisch.

Wenn Sie von zu Hause aus arbeiten, können Sie die Wasserflasche auch gut sichtbar in der Küche platzieren, um das Trinken nicht zu vergessen. Schreiben Sie sich selbst eine Nachricht, stellen Sie sich einen Wecker, bitten Sie Familienmitglieder, Sie daran zu erinnern, oder kleben Sie sich einen Zettel auf die Stirn – finden Sie heraus, was am besten für Sie funktioniert!

„Wasser schmeckt mir nicht."

Wenn es am (fehlenden) Geschmack liegt, geben Sie ein paar Spritzer frische Zitrone ins Wasser, und schon ist Ihr Getränk nicht mehr fade.

Wenn Ihr Leitungswasser furchtbar schmeckt, können Sie es filtern, entweder mithilfe eines Kannen- bzw. Tischwasserfilters oder indem Sie einen Einbaufilter direkt an Ihre Wasserleitung anschließen. Sie werden den Unterschied in Geschmack und Geruch sofort bemerken.

Abgefülltes Wasser in Flaschen weist zum Teil große Qualitätsunterschiede auf. Achten Sie auf Herkunft und Inhaltsstoffe!

„Von Wasser wird mir schlecht."

Wenn Ihnen vom Wassertrinken übel wird, versuchen Sie, über den Tag verteilt, kleine Schlucke zu nehmen. Vielleicht ist auch heißes Wasser mit etwas frischem Ingwer die Lösung. Diese Variante hilft wirklich, schließlich wird Ingwer seit Jahrhunderten erfolgreich gegen Übelkeit eingesetzt. Heißes Wasser mit etwas frischer Pfefferminze kann ebenfalls wohltuend sein.

„Ich habe Angst, dass ich zu viel auf einmal trinken könnte."

Unmengen von Wasser zu trinken, geht häufig damit einher, dass jemand beschließt, sich ab sofort gesund zu ernähren. Typischerweise hat sich diese Person am Vorabend überlegt, auf Schwarztee, Kaffee und Softdrinks zu verzichten, und trinkt nun stattdessen literweise Wasser. Das ist keine gute Idee, denn die Entzugserscheinungen (Koffein!) werden Sie in den Wahnsinn treiben!

Derart einschneidende Veränderungen geht man am besten stufenweise an.

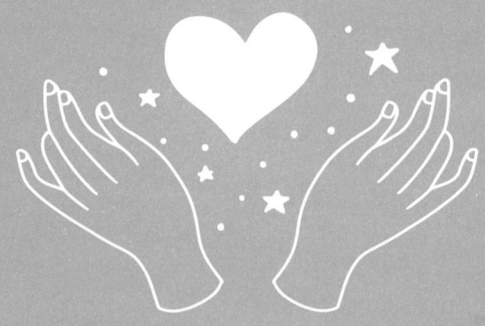

KAPITEL

3

OBST und
GEMÜSE

Obst und Gemüse sind ein wesentlicher
Bestandteil jedes Detox-Programms und gehören
zu einer gesunden Ernährung. Frisches Obst und
Gemüse enthält Enzyme, Pflanzeninhaltsstoffe, Vitamine
und Mineralien. Eine kleine Auswahl wird im Folgenden
kurz beschrieben. Während der Entgiftung sollten
Sie täglich möglichst neun Portionen (oder mehr)
frisches Obst und Gemüse zu sich nehmen.
Die allgemein empfohlene Fünf-am-Tag-Regel
ist das absolute Minimum. Durch langes Kochen
gehen Enzyme und Nährstoffe verloren. Wenn
Sie Gemüse garen, sollten Sie daher auf jeden Fall
auch das Kochwasser trinken oder
weiterverarbeiten.

APFEL

Äpfel sind reich an Antioxidantien, Flavonoiden und Ballaststoffen, vor allem an Pektin.

Ballaststoffe sind generell gut für die Verdauung, aber Pektin ist besonders nützlich, weil es den Dickdarm reinigt und Giftstoffe aus unserem System ableitet. Auch für Leber und Gallenblase sind Äpfel ausgesprochen gut und unterstützen deren Funktion.

ARTISCHOCKE

Artischocken steigern die Produktion von Gallenflüssigkeit. Galle hat unter anderem die Aufgabe, Gift- und Abfallstoffe wie z. B. abgestorbene rote Blutkörperchen in den Darm zu befördern, der sich dann um ihre Ausscheidung kümmert.

Das in Artischocken enthaltene Betanin unterstützt die Leber bei der Fettverdauung. Dadurch wird dieses wichtige Organ geschützt und kann seine Funktion noch besser erfüllen.

SPARGEL

Wenn wir Spargel gegessen haben, merken wir das meist daran, dass unser Urin merkwürdig riecht. Untersuchungen ergaben, dass bestimmte Inhaltsstoffe des Spargels die Nieren und den Darm anregen, mehr Giftstoffe auszuscheiden. Spargel ist besonders reich an Rutin, einem Flavonoid.

Der Pflanzeninhaltsstoff Rutin, der auch in Buchweizen enthalten ist, wirkt sich positiv auf die Gesundheit der kleinen Kapillargefäße aus.

AVOCADO

Je älter wir werden, desto stärker macht uns nach einem feuchtfröhlichen Abend der Kater zu schaffen. Das liegt an unserem sinkenden Glutathionspiegel. Die Inhaltsstoffe der Avocado kompensieren diesen Mangel an Antioxidantien, indem sie fettlösliche Toxine binden und wasserlöslich machen, wodurch der Körper sich ihrer leichter entledigen kann.

Untersuchungen zufolge sind Menschen mit hohem Glutathionspiegel generell gesünder und leiden am „Tag danach" weniger unter den Folgen des übermäßigen Alkoholkonsums.

ROTE BETE

Seit Jahrhunderten wird die Rote Bete wegen ihrer blutreinigenden Wirkung geschätzt und ist damit auch gut für die Leber. Rote Bete enthält den Ballaststoff Pektin, der hilft, den Dickdarm zu reinigen und Giftstoffe aus unserem System auszuleiten.

Ein weiterer Inhaltsstoff, Methionin, kann Toxine neutralisieren, was sich auch positiv auf Kreislauf und Stoffwechsel auswirkt.

KAROTTE

Karotten sind reich an Alpha- und Beta-Carotin, die in der Leber bei Bedarf zu Vitamin A umgewandelt werden.

Untersuchungen legen außerdem nahe, dass Karotten die Fähigkeit zu besitzen scheinen, giftige Schwermetalle zu binden, die dann ausgeschieden werden. Einige der in Karotten enthaltenen Pflanzenwirkstoffe können den Cholesterinspiegel senken, was wiederum den Blutkreislauf positiv beeinflusst.

GURKE

Gurken haben eine reinigende Wirkung auf das gesamte System. Sie fördern die Verdauung, tragen dazu bei, Wassereinlagerungen abzubauen, und wirken schwach abführend. Gurken regen Nieren und Blase an, überschüssige Flüssigkeit aus dem Körper auszuleiten, und helfen, Harnsäureablagerungen zu reduzieren.

Durch ihren hohen Wassergehalt sind sie ideale Flüssigkeitsspender und somit perfekter Bestandteil Ihrer Detox-Kur.

KOHL

Kohl ist bekannt für seine allgemein heilende Wirkung auf den gesamten Verdauungsapparat. Studien ergaben, dass insbesondere Weißkohl reich an einem tumorfeindlichen Stoff ist, der auch als Vitamin U (von *Ulcus* = Geschwür) bezeichnet wird. Darüber hinaus ist Kohl auch ein effektiver natürlicher Darmreiniger.

Zu den zahlreichen Varietäten zählen neben Weiß-, Grün- und Rotkohl auch Spitz- und Chinakohl.

ZUCCHINI

Zucchini fördern eine gesunde Verdauung, wirken allgemein entgiftend und senken den Cholesterinspiegel. Neben ihrer mild abführenden und schwach harntreibenden Wirkung unterstützen sie die Leberfunktion, regen den Stoffwechsel an, haben einen hohen Wassergehalt und helfen, den Blutzuckerspiegel stabil zu halten. Die Pflanze mit den dunkelgrünen oder gelben Früchten gehört zur Familie der Kürbisgewächse und ist daher z. B. mit Gartenkürbis und Wassermelone verwandt.

ZITRONE

Kein Detox-Programm ohne frische Zitronen!
Die Früchte mit dem durchdringenden,
unverwechselbaren Geschmack wirken basisch
(und nicht etwa sauer, wie man meinen könnte!)
und sind extrem gut für die Leber, eines unserer
wichtigsten Entgiftungsorgane.

Aufgrund ungünstiger Ernährungsgewohnheiten
ist der Säure-Basen-Haushalt bei vielen Menschen
gestört. Zitronen sind hier besonders nützlich, da
sie eine hohe Säurebelastung ausgleichen können.

PETERSILIE

Petersilie versorgt uns nicht nur zuverlässig mit zahlreichen Mineralstoffen, sondern ist auch reich an Chlorophyll, das eine blutreinigende Wirkung aufweist. Das entwässernde Kraut regt den Darm an, unterstützt die Nierenfunktion, wirkt durchblutungsfördernd und kann außerdem der Bildung von Nierensteinen vorbeugen.

PASSIONSFRUCHT

Die Passionsfrucht hat ein fantastisches Aroma und einen frischen, irgendwie zitronigen Geschmack. Sie beruhigt den Verdauungstrakt und ist reich an Vitamin C, Antioxidantien sowie Magnesium.

Vielen Menschen mangelt es an Magnesium, das für zahlreiche Körperfunktionen von Bedeutung ist, insbesondere aber für den Darm, das Nervensystem und die Muskulatur.

TROCKENPFLAUME

Trockenpflaumen sind eine ergiebige Quelle an Antioxidantien. Außerdem enthalten sie Weinsteinsäure, die von Natur aus leicht abführend wirkt, sowie Phenolverbindungen, die die Peristaltik anregen, also die normalen Kontraktionen der Darmmuskulatur unterstützen.

Dank dieser Inhaltsstoffe, welche den Darm in Bewegung halten, reduziert sich die Aufenthalts-dauer von Abfallprodukten im Dickdarm, was wiederum dazu führt, dass weniger Toxine aus dem Stuhl resorbiert werden.

MEERESALGEN

Seetang und andere essbare Algen binden radioaktive Partikel und helfen, sie auszuleiten. Solche Stoffe gelangen beispielsweise über den Ackerboden, auf dem Lebensmittel angebaut werden, in die Nahrung. Algen enthalten viel Eisen, Kalzium, Jod und Magnesium, die allesamt wichtig für den Entgiftungsprozess sind.

Die in Algen gebildeten Alginate binden Schwermetalle und erleichtern deren Ausscheidung aus dem Körper.

GRÜNES
BLATTGEMÜSE

Grünkohl, Blattkohl, Brunnenkresse, Blatt-
salate, Spinat und andere grüne Blattgemüse sind
allesamt reich an Mineralstoffen und weisen einen
hohen Chlorophyllgehalt auf. Chlorophyll hat
eine stark reinigende Wirkung, insbesondere auf
das Blut, und regt die Darmtätigkeit an. Darüber
hinaus fördert es die Blutbildung, was vor allem
bei Anämie wichtig ist.

BRUNNENKRESSE

Brunnenkresse enthält viel Chlorophyll, das die roten Blutkörperchen kräftigt und die Durchblutung verbessert, was sich wiederum positiv auf die Zelltätigkeit im Allgemeinen auswirkt. Man geht davon aus, dass die in Brunnenkresse enthaltenen Enzyme entgiftend wirken.

Studien haben gezeigt, dass bei Raucher*innen, die täglich etwa 200 g Brunnenkresse zu sich nehmen, höhere Karzinogenkonzentrationen im Urin nachgewiesen werden können.

„Wer gesund ist,
hat Hoffnung,
und wer Hoffnung hat,
hat alles."

ARABISCHES SPRICHWORT

Detox-
DRINKS

Abgesehen von den bekannten Säften und Smoothies, die aus frischem Obst, Gemüse und Kräutern zubereitet werden, gibt es viele weitere Getränke, die den Körper bei der Entgiftung unterstützen. Sie bestehen aus Zutaten wie Apfelessig, Kräutern und Gewürzen, die in Supermärkten in der Regel leicht zu finden sind, und werden teils kalt, teils heiß getrunken. Mit diesen Drinks können Sie den Detox-Prozess fördern, ohne dass Sie zu viele fruchtbasierte Säfte oder Smoothies zu sich nehmen müssen.

APFELESSIG-DRINK

- 30 ml naturtrüber Bio-Apfelessig
- 230 ml gefiltertes Wasser oder Mineralwasser
- 1 Teelöffel Honig oder Ahornsirup
- 1 Spritzer Zitronensaft (nach Belieben)

Naturbelassener Apfelessig enthält Enzyme und hat einen hohen Kaliumgehalt. Er trägt zu einem ausgeglichenen Säure-Basen-Haushalt bei und fördert eine gesunde Darmflora.

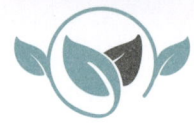

KOKOSWASSER

Das Wasser der Kokosnuss zeichnet sich durch einen ausgewogenen Gehalt an Natrium, Kalium, Kalzium und Magnesium aus. Es ist dadurch ein herrlich gesundes Elektrolytgetränk, d. h. es hydratisiert den gesamten Organismus sehr gut. Kokoswasser wirkt sich dadurch insgesamt positiv auf die Zellgesundheit aus. Abfallstoffe werden zuverlässig ausgeschieden. Darüber hinaus ist es gut für den Kreislauf und trägt dazu bei, die Zellen mit Sauerstoff zu versorgen.

KOMBUCHA

Für dieses fermentierte Getränk werden spezielle Bakterienkulturen und Hefen mit gesüßtem Grüntee vermischt. Der Fermentationsprozess dauert mindestens eine Woche. Kombucha kann helfen, unerwünschte Toxine aus dem Darm zu entfernen. Als probiotisches Getränk verbessert es die Gesundheit der Darmzellen, regt das Immunsystem an und steigert die Entgiftung. Sie können Kombucha in unterschiedlichen Geschmacksrichtungen kaufen oder aber mithilfe von Starterkulturen selbst herstellen.

WASSERKEFIR

Kefir ist ein fermentiertes Getränk mit lebenden Mikroorganismen, die nach einer Antibiotika-Behandlung beim Wiederaufbau einer gesunden Darmflora helfen.

Damit der Darm seine Funktion voll erfüllen kann, benötigt er eine ausreichende Besiedlung mit „guten" Bakterien. Das hat Auswirkungen auf die Gesamtgesundheit des Organismus und hilft auch, Verstopfung zu vermeiden. Kefir-Drinks gibt es beispielsweise in Reformhäusern zu kaufen, sie können aber auch leicht selbst hergestellt werden.

KOKOSWASSER-KEFIR

Bei diesem Getränk wird Kokoswasser mit Kefir-kulturen versetzt. Die darin enthaltenen „guten" Bakterien reinigen den Verdauungstrakt, entgiften den Darm, mindern Blähungen, regulieren die Darmtätigkeit und nähren die Mikroflora.

Kefir regt außerdem das Immunsystem an, verbessert den Stoffwechsel und verhilft uns zu einem gesünderen Leben voller Energie.

ZITRONENDRINK mit CAYENNEPFEFFER und HONIG

- 300 ml Wasser
- 2 Esslöffel frisch gepresster Bio-Zitronensaft
- 1 Esslöffel Honig oder Ahornsirup
- 1 Prise Cayennepfeffer (oder mehr)

Dieses Getränk ist Bestandteil der sogenannten *Master-Cleanse-Diät* (auch als *Beyoncé-Diät* bekannt). Wenn Sie Ihren Tag damit beginnen, können die Inhaltsstoffe ihre kraftvolle reinigende Wirkung auf den Körper voll entfalten.

ZITRONE-INGWER-DRINK

- 1 Bio-Zitrone
- ein kleines Stück frischer Bio-Ingwer
- ½ Teelöffel Kurkuma
- 1 Prise Cayennepfeffer (oder mehr)
- 1 Liter Wasser

Ingwer und Zitrone in kleine Stücke schneiden und in einen Topf mit Wasser geben. Das Wasser zum Kochen bringen, dann sofort vom Herd nehmen und mit Kurkuma und Cayennepfeffer würzen. Abgießen und bei Zimmertemperatur trinken. Reste im Kühlschrank aufbewahren.

WASSERMELONEN-DRINK

Die nährstoffreiche Wassermelone zählt, wie die meisten Früchte, zu den basischen Lebensmitteln. Das ist deswegen wichtig, weil ein übersäuerter Organismus nicht wirkungsvoll entgiften kann. Achten Sie darauf, auch das weißliche Fruchtfleisch direkt unter der Schale mitzuverwenden, da die darin enthaltenen Wirkstoffe die Leber- und Nierenfunktion unterstützen. Die Wassermelone ist ein guter Flüssigkeitslieferant. Für den Drink einfach Wassermelone im Mixer pürieren und etwas Ingwer oder Zitrone hinzugeben.

SELBSTGEMACHTE GEMÜSEBRÜHE

Dieses Rezept ist ebenso simpel wie günstig: Einfach zwei oder drei Tage lang die beim Kochen anfallenden sauberen Gemüseschalen sammeln und im Kühlschrank aufbewahren. Dann alles in einen großen Topf geben und mit Wasser bedecken. Ein paar Zwiebeln, Knoblauch, Chili, Kräuter, Ingwer und Pfeffer hinzugeben, zum Kochen bringen und 30 Minuten lang schwach sieden lassen, danach abseihen. Die Gemüsebrühe hält sich drei Tage im Kühlschrank, tiefgefroren bis zu drei Monate.

Detox-
TEE

Kräuterpräparate dienen seit Jahrhunderten dazu, Beschwerden zu lindern und den Körper beim Abtransport von Giftstoffen zu unterstützen. Die einfachste Zubereitungsmethode ist der Aufguss. Hierzu werden Blätter oder Blüten einer Pflanze mit heißem Wasser übergossen. Aus den härteren Teilen der Pflanze (Rinde, Samen u. Ä.) wird ein Absud hergestellt, d. h. die Pflanzenteile werden in Wasser gekocht. Als Faustregel für die Dosierung gilt: 1 Teelöffel pro Tasse Wasser. Wenn Sie größere Mengen ansetzen, können diese problemlos im Kühlschrank aufbewahrt werden.

Tee aus
LÖWENZAHNBLÄTTERN
und -WURZELN

Löwenzahn enthält viel Vitamin A, Kalium, Eisen und Kalzium. Die Blätter stärken die Entgiftungsfunktion der Nieren, während die Wurzeln eher die Leber unterstützen.

Vier Teelöffel Löwenzahnwurzel mit fünf Tassen Wasser zum Kochen bringen und fünf Minuten simmern lassen. Dann vom Herd nehmen, vier Teelöffel Löwenzahnblätter hinzugeben und zehn Minuten ziehen lassen. Eine Tasse täglich trinken, eventuelle Reste lassen sich im Kühlschrank aufheben.

FENCHELTEE

Das in Fenchel enthaltene Anethol hilft, Magen und Leber zu entgiften.

Pro Tasse einen Teelöffel Fenchelsamen mit kochendem Wasser übergießen und zehn Minuten ziehen lassen. Drei Tassen täglich unterstützen die Ausscheidung von Abfallprodukten über die Harnwege und den Verdauungstrakt.

MARIENDISTELTEE

Seit Jahrhunderten werden die Früchte der Mariendistel gegen Leberleiden eingesetzt. Ihre antioxidative Wirkung unterstützt unser zentrales Entgiftungsorgan, die Leber.

Die Mariendistel kurbelt die Bildung von Gallenflüssigkeit und deren Abtransport aus der Gallenblase an und hilft, geschädigte Leberzellen zu reparieren. Pro Tasse einen Teelöffel getrocknete Mariendistelfrüchte mit kochendem Wasser übergießen und 5–10 Minuten ziehen lassen. Einmal täglich trinken.

SALBEITEE

Erholsamer Schlaf ist eine wichtige
Voraussetzung für die Funktionsfähigkeit
unseres Körpers, und Salbei hilft Ihnen,
besser ein- und durchzuschlafen.
Darüber hinaus verbessert das Kraut das
Erinnerungsvermögen, schenkt neue Energie
und stimuliert die Leber, welche dadurch
effizienter entgiften kann.

Pro Tasse ein bis zwei Teelöffel Salbei mit
kochendem Wasser übergießen und
5–8 Minuten ziehen lassen. Dreimal täglich
eine Tasse trinken, allerdings nur einige
Tage in Folge, nicht dauerhaft, insbesondere
im Falle einer Schwangerschaft.

„Untätigkeit ruiniert die Gesundheit eines jeden Menschen, Bewegung und gezielte Leibesübungen hingegen schützen und erhalten sie."

PLATON

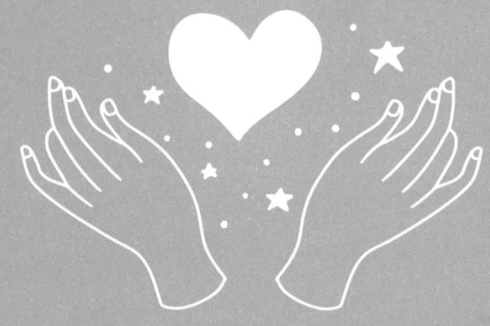

KAPITEL

4

LEBENDE ENZYME und BAKTERIEN

Für den Entgiftungsprozess sind
lebende Enzyme und bestimmte
Bakterien unverzichtbar. So gut wie
jede Körperfunktion ist auf solche
Biokatalysatoren angewiesen. Allerdings
sind Enzyme sehr empfindlich und können
im Zuge des Herstellungsprozesses von
Lebensmitteln oder durch hohe
Kochtemperaturen leicht zerstört werden.
Ohne Enzyme in unserem Körper könnten
wir nicht überleben, und damit unser
Darm seine Aufgaben optimal erfüllen kann,
muss er von den richtigen Bakterien
besiedelt und die Darmflora gesund sein.

JOGHURT

Wenn Kuh-, Ziegen- oder Schafsmilch mit
Joghurtkulturen versetzt und fermentiert wird,
entsteht Joghurt. Er versorgt uns mit Eiweiß und
Kalzium und fördert eine gesunde Darmflora.
Die beste Wirkung hat Naturjoghurt mit lebenden
Kulturen. Er kann helfen, einen Reizdarm zu
beruhigen, und ist gut für die Verdauung.

Nicht alle Joghurts werden auf die gleiche Weise
hergestellt, manche Sorten enthalten viele
Aromastoffe, aber keine lebenden Baktieren-
kulturen mehr. Mittlerweile gibt es auch zahlreiche rein pflanzliche Joghurtalternativen.

SAUERKRAUT

Sauerkraut ist fermentierter Weißkohl. Seit über 2000 Jahren machen sich Menschen den Fermentationsprozess zunutze, um Lebensmittel haltbar zu machen. Durch die Gärung entstehen wertvolle Probiotika (lebende Bakterien).

Diese Probiotika tragen entscheidend dazu bei, dass Sauerkraut so gesund ist. Darüber hinaus enthält Sauerkraut aber auch viele Ballaststoffe sowie die Vitamine C und K, Kalium, Kalzium und Phosphor.

ROHES OBST
und GEMÜSE

Obst und Gemüse stecken voller lebender Enzyme und sind absolut unverzichtbar für den Entgiftungsprozess. Sie enthalten außerdem jede Menge Vitamine, Mineralien und Pflanzenwirkstoffe, die ebenfalls zu der stark reinigenden Wirkung beitragen.

Einige Obst- und Gemüsesorten wirken besser als andere, aber allen gemein ist, dass das Garen bei hohen Temperaturen oder zu langes Kochen ihre empfindlichen Enzyme zerstört.

MISO

Miso ist der japanische Ausdruck für fermentierte Bohnen. Die Paste wird traditionell aus Sojabohnen hergestellt, doch mittlerweile gibt es auch sojafreie Misoprodukte zu kaufen.

Die Japaner starten traditionell mit einer Schüssel Misosuppe in den Tag, um den Körper mit Energie zu versorgen. Die proteinreiche Paste ist, ähnlich wie Gemüsebrühe, eine gebrauchsfertige Basiswürze. Dank des hohen Gehalts an essenziellen Mineralien und Vitaminen versorgt Miso die „guten" Darmbakterien mit Nahrung.

MILCHKEFIR

Milchkefir ist, ähnlich wie Joghurt, ein
Fermentationsprodukt, schmeckt aber
säuerlicher als dieser und ist ihm insofern
überlegen, als er eine höhere Anzahl an
nützlichen Bakterienkulturen enthält (und
außerdem verschiedene Hefen), die sich
äußerst positiv auf den Verdauungstrakt
auswirken. Traditionell wird Kefir aus
Kuh-, Ziegen- oder Schafsmilch
hergestellt.

KIMCHI

Kimchi ist eine koreanische Spezialität und besteht aus fermentiertem Chinakohl, der in eine Mischung aus Salz, Essig, Knoblauch, Ingwer, Chili und anderen Gewürzen eingelegt wird.

Die Zutaten werden in einem luftdichten Behältnis fermentiert. Kimchi ist ideal als würzige Beilage und ergänzt jede Mahlzeit um wertvolle Nährstoffe und Probiotika. Er enthält viele lebende Enzyme, nützliche Bakterien sowie Vitamine und Mineralien.

„Lass die Nahrung
deine Medizin sein
und Medizin
deine Nahrung!"

HIPPOKRATES

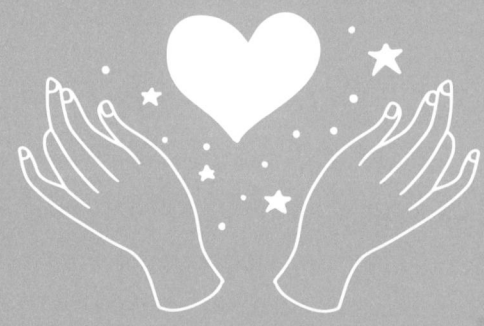

KAPITEL

5

BALLAST-
STOFFE

Hätten Sie's gewusst?

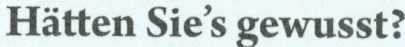

Das Wort „Ballaststoff" (engl. *dietary fibre*) tauchte erstmals 1953 auf. Es beschreibt die essbaren, aber für den Menschen weitgehend unverdaulichen Bestandteile der pflanzlichen Zellwand. Der ursprünglich physiologisch-botanische Begriff wurde in der Wissenschaft erst ab den 1970er-Jahren im Zusammenhang mit Gesundheitsaspekten verwendet.

EINIGE FAKTEN ÜBER BALLASTSTOFFE:

- Natürliche Ballaststoffe aus Vollkornprodukten fördern die Gesundheit.
- Ballaststoffe vergrößern das Nahrungsvolumen, machen den Stuhl weicher und erleichtern dessen Abtransport.
- Sie tragen zur Ernährung der nützlichen Bakterien bei.
- Wasserlösliche Ballaststoffe senken den Cholesterinspiegel.
- Ballaststoffe binden Toxine und beschleunigen deren Ausscheidung, wodurch eine Selbstvergiftung weitgehend vermieden wird.
- Sie halten den Blutzuckerspiegel stabil, sodass weniger Insulin produziert werden muss.
- Ballaststoffe machen schneller satt, wodurch die Gefahr sinkt, zu viel zu essen.

Viele Nahrungsmittel enthalten Ballaststoffe, aber die folgenden sind besonders ergiebige Quellen …

LEINSAMEN

Die Samen des Flachses sind reich an Lignanen. Diese Pflanzenwirkstoffe schützen vor Brust- und Eierstockkrebs. Leinsaat wirkt hervorragend gegen Verstopfung, lindert Blähungen und hilft dem Körper, Abfallstoffe loszuwerden. Außerdem senken Leinsamen den Cholesterinspiegel.

Jedes Nahrungsmittel, das zur Darmreinigung beiträgt, reduziert das Risiko einer Selbstvergiftung drastisch, was wiederum Wassereinlagerungen und Cellulite mindert.

CHIASAMEN

Chiasamen enthalten neben Ballaststoffen auch Kalzium, Eisen, Phosphor und Antioxidantien. Die kleinen Körnchen haben eine stark reinigende Wirkung und können das Zwölffache ihres Eigengewichts an Wasser speichern. Wenn man sie 30 Minuten in Wasser quellen lässt, bilden sie eine gallertartige Masse.

Die wasserlöslichen Ballaststoffe der Chiasamen wirken präbiotisch, d. h. sie unterstützen das Wachstum von gesundheitsfördernden Darmbakterien und stellen das mikrobielle Gleichgewicht im Darm wieder her.

PRÄBIOTIKA

Tomaten, Artischocken, Bananen, Spargel, Zwiebeln, Knoblauch und Hafer zählen zu den Lebensmitteln, die von Natur aus Präbiotika enthalten. Wenn wir viele Präbiotika über die Ernährung zu uns nehmen, trägt dies zu einem gesunden Immun- und Entgiftungssystem bei.

Stehen dem Organismus bei der Verdauung Präbiotika zur Verfügung, können Darmbakterien kurzkettige Fettsäuren herstellen, die sich positiv auf die Gesundheit auswirken und z. B. den Zellen der Darmschleimhaut als Nahrung dienen.

FLOHSAMEN-SCHALEN

Die gemahlenen Samenschalen bestimmter Wegericharten weisen einen sehr hohen Ballaststoffgehalt auf. Im Wasser quellen sie und bilden eine gallertige Substanz, die den Stuhl weich macht, sodass dieser leichter abtransportiert werden kann. Durch die Volumenzunahme des Stuhls wird die Darmtätigkeit angeregt, und Giftstoffe können rascher ausgeschieden werden.

WIE GESUND IST KLEIE?

Viele halten Kleie durchweg für bekömmlich, aber Sie sollten beachten, dass ihr Verzehr nicht uneingeschränkt empfehlenswert ist:

- Kleie ist kein vollwertiges Lebensmittel.
- Der Ballaststoffanteil ist zu hoch.
- Ihre grobe Struktur kann die Darmschleimhaut reizen.
- Kleie enthält nur wenige Nährstoffe.
- Kleie kann zu einer Dehydrierung beitragen.
- Kleie behindert die Absorption wichtiger Mineralstoffe, vor allem von Eisen und Kalzium.

„Den Körper bei guter Gesundheit zu halten, ist eine Pflicht ... sonst können wir unseren Geist nicht stark und klar halten."

SIDDHARTHA GAUTAMA

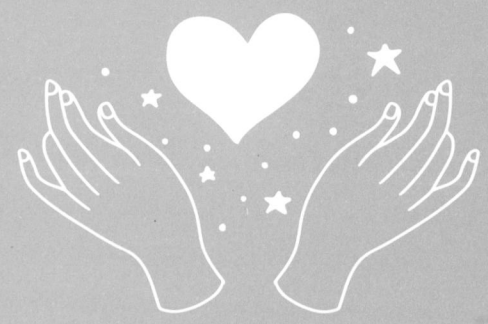

KAPITEL

6

der DARM

Viele Menschen leiden unter Verstopfung, und mit zunehmendem Alter treten Verdauungsbeschwerden häufiger auf. Wenn Sie Verstopfung haben, müssen Sie dieses Problem schnellstmöglich lösen, denn es beeinträchtigt Ihre Gesamtgesundheit und den Entgiftungsprozess.

Abführmittel (Laxativa) sind keine allzu gute Idee, denn sie gehen mit hohen Kalium- und Flüssigkeitsverlusten einher, was eine Dehydrierung begünstigt. Außerdem kann sich infolge einer geschwächten Muskulatur eine Abhängigkeit entwickeln, die wiederum Verstopfung *verursacht*, also genau das, was eigentlich bekämpft werden soll! Hinzu kommt, dass Laxativa selbst toxisch sind, und je länger diese Stoffe in Ihrem Darm verweilen, desto größer wird die Gefahr der Selbstvergiftung. Über die reabsorbierte Flüssigkeit gelangen Toxine wieder ins Blut und von dort zur Leber, die dann besonders viel zu tun hat.

Diese Selbstvergiftung kann chronische Krankheiten zur Folge haben, ein schlechtes Hautbild, Müdigkeit, Gewichtszunahme sowie Kopfschmerzen hervorrufen und dazu führen, dass Sie schneller altern.

VERSTOPFUNG VORBEUGEN

Nehmen Sie ausreichend Ballaststoffe zu sich. Essen Sie viel Gemüse und Obst (mit Schale!), aber auch Lein-, Chia- und andere Samen. Trinken Sie mehr hydrierende Getränke und lassen Sie solche weg, die harntreibend wirken (siehe Seite 13), da diese dem Körper vermehrt Flüssigkeit entziehen.

Gehen Sie regelmäßig wandern, praktizieren Sie Yoga und andere sanfte Sportarten. Vermeiden Sie langes Sitzen und achten Sie auf eine aufrechte Körperhaltung.

DARMFLORA

In unseren Eingeweiden leben ungefähr 1,5 kg Mikroorganismen, die nicht nur die Aufnahme von Nährstoffen, sondern auch das allgemeine Wohlbefinden maßgeblich beeinflussen. Die nützlichen Bakterien im Darm benötigen eine leicht saure Umgebung, damit es ihnen gut geht.

Schädliche Bakterien vermehren sich, wenn das Milieu zu basisch ist, was wiederum Entzündungen hervorruft und Selbstvergiftung begünstigt.

WANN GEWINNEN SCHÄDLICHE BAKTERIEN DIE OBERHAND?

Eine Ernährung, die hauptsächlich aus Fleisch, Zucker, Weißmehl, Milch, Schokolade, Tee und Kaffee besteht, kann schädliche Bakterien ebenso begünstigen wie Rauchen, übertriebener Alkoholkonsum, große Mengen an Antibiotika und Steroiden, die dauerhafte Einnahme der Anti-Baby-Pille oder eine Hormonersatztherapie. Gepaart mit sehr wenig frischem Obst und Gemüse, kann ein stark alkalisches Milieu entstehen, das schädlichen Bakterien optimale Bedingungen bietet.

WAS STÄRKT DIE NÜTZLICHEN DARM- BAKTERIEN?

Eine vielseitige Ernährung mit überwiegend voll-
wertigen und pflanzlichen Lebensmitteln fördert
die Bildung der „guten" Bakterien. Dazu zählen
frisches Obst und Gemüse, Vollkornprodukte,
Hülsenfrüchte sowie Lebensmittel, die nützliche
Bakterien enthalten wie z. B. Naturjoghurt, Kefir,
Kombucha usw. Diese Bakterien sind für die
Herstellung von B-Vitaminen, Vitamin K sowie
von Verbindungen, die das Immunsystem schützen und die Entgiftungsprozesse in den Organen
unterstützen, wichtig.

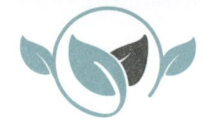

Hätten Sie's gewusst?

Unser Verdauungstrakt ist eigentlich vom restlichen Körper getrennt! Verwirrend, nicht wahr? Die Schleimhaut, die den Magen-Darm-Trakt auskleidet, bildet eine Barriere zwischen der äußeren und der inneren Welt und muss, wie jedes Körperorgan, gesund gehalten werden. Erst wenn die verdauten Partikel (Moleküle) unsere Eingeweide passiert und den Blutkreislauf erreicht haben, befinden sie sich wirklich im Inneren des Körpers.

WENIGER AUTOTOXINE

Die Schleimhaut muss gesund sein, damit sie ihre Funktion erfüllen und als wirkungsvolle Barriere zwischen Außenwelt und Körperinnerem dienen kann. Über eine durchlässige Darmwand können zu viele Giftstoffe eindringen, was Nahrungsmittelunverträglichkeiten und Süchte begünstigen kann.

Ist die Schutzschicht nicht intakt, gelangen größere Moleküle in den Blutkreislauf, die normalerweise herausgefiltert worden wären.

DURCHLÄSSIGE DARMWAND

Mögliche Ursachen:

- Häufiger Verzehr von industriell hergestellten, stark verarbeiteten Lebensmitteln
- Hoher Alkoholkonsum
- Medikamente wie Antibiotika, Steroide, Hormonersatztherapie oder hormonelle Verhütung
- Nährstoffmangel
- Falsches Säure-Basen-Verhältnis im Darm
- Enzymmangel, häufig aufgrund von Fehlernährung
- Nicht optimale Menge an Ballaststoffen
- Chemotherapie (gelegentlich)
- Bestimmte Autoimmunkrankheiten

"*Jede Krankheit
hat ihren Ursprung
im Darm.*"

HIPPOKRATES

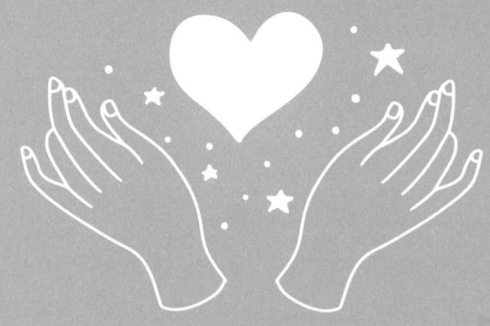

KAPITEL

7

ERGÄNZUNGS
-MITTEL

Wer entgiften möchte, muss darauf
achten, das Richtige zu essen und zu
trinken. Das schenkt mehr Energie,
verbessert den Stoffwechsel, mindert
Wassereinlagerungen, lässt die Organe
wirkungsvoller arbeiten, vermeidet
Verstopfung usw. Nahrungsergänzungsmittel sind sozusagen das Sahnehäubchen
– nicht lebensnotwendig, aber hilfreich.
Für den menschlichen Körper gilt das
Gleiche wie für eine Maschine:
Sind alle Teile aufeinander abgestimmt,
läuft es wie geschmiert!

ALPHA-
LIPONSÄURE (ALA)

Alpha-Liponsäure wird oft als *Universal-Anti-oxidans* bezeichnet, da diese Fettsäure sowohl fett- als auch wasserlöslich ist und somit überall im Körper freie Radikale unschädlich machen kann.

Das ist deswegen so wichtig, weil Giftstoffe in Fettzellen gespeichert werden. Alpha-Liponsäure fördert außerdem die Regeneration von Vitamin E und Vitamin C und hilft der Leber, effizienter zu entgiften.

LECITHIN

Das in Eigelb, Sojabohnen und Sonnenblumen-
kernen natürlich vorkommende Phospholipid
ist fett- und wasserlöslich. Eine der Hauptauf-
gaben der Leber besteht darin, fettlösliche Toxine
zu wasserlöslichen abzubauen, die einfacher
ausgeschieden werden können. Phosphatidyl-
cholin (so der chemische Name der Verbindung)
stärkt die äußere Membran der Leberzellen und
macht sie dadurch widerstandsfähiger gegen
das Eindringen von Giftstoffen.

VITAMIN C

Vitamin C ist ein wirkungsvolles Antioxidans und hilft dem Körper bei der Herstellung von Glutathion, einem Stoff, der der Leber beim Entgiften hilft. Wissenschaftliche Studien zeigten, dass bereits die tägliche Gabe von 500 mg Vitamin C über einen Zeitraum von zwei Wochen den Glutathionspiegel um 50 % erhöht. Vitamin C ist in vielen Obst- und Gemüsesorten enthalten, geht aber durch langes Kochen verloren. Wenn Sie fürchten, über die Nahrung nicht genügend Vitamin C aufzunehmen, können Sie täglich 1000–2000 mg in Kapsel- oder Tablettenform zu sich nehmen.

Hätten Sie's gewusst?

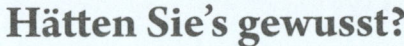

Die meisten Tiere sind in der Lage, das von ihnen benötigte Vitamin C selbst zu synthetisieren. Wir Menschen gehören jedoch – genauso wie Fledermäuse, Meerschweinchen und Affen – zu der Gruppe, die das nicht kann, und müssen es daher über die Nahrung bzw. als Ergänzungsmittel zu uns nehmen.

PROBIOTIKA

Aufgrund all der Toxine, Medikamente und chemischen Stoffe, denen wir tagtäglich ausgesetzt sind, ist es manchmal schwierig, die Darmflora gesund zu halten. Antibiotika, Konservierungs-mittel, Pestizide und gechlortes Wasser sind Gift für unsere „guten" Darmbakterien.

Auch bei Menschen, die unter chronischem Stress leiden, gerät die Darmflora ins Ungleichgewicht. Die Zufuhr von Probiotika und eine Ernährungs-umstellung können die Dinge aber wieder ins Lot bringen.

MSM

Die chemische Verbindung Methylsulfonylmethan (MSM) kommt in vielen tierischen und pflanzlichen Organismen vor. Als Nahrungsergänzungsmittel enthält MSM biologisch aktiven Schwefel, der für viele Körperfunktionen von Bedeutung ist.

MSM fördert die Entgiftung, indem es die Zellen durchlässiger macht, wodurch gespeicherte Schwermetalle, Abfallstoffe und Gifte leichter abtransportiert werden können. Gleichzeitig gelangen Nährstoffe und Wasser besser in die Zellen und beschleunigen den Reinigungsprozess.

CHLORELLA

Die einzellige Grünalge ist ein natürlicher *Chelator*, d. h. sie kann Schwermetalle im Körper binden und dafür sorgen, dass diese während des Ausscheidungsprozesses nicht reabsorbiert werden.

Diese Eigenschaft ist insbesondere für Menschen wichtig, die Zahnfüllungen aus quecksilberhaltigem Amalgam besitzen oder bestimmte Impfstoffe erhalten haben, aber auch für jeden, der regelmäßig Fisch isst. Der hohe Chlorophyllanteil schützt den Organismus bei UV-Lichttherapien und hilft, radioaktive Partikel aus dem Körper auszuleiten.

FULVINSÄURE

Fulvinsäure (auch Fulvosäure) regt die Verdauung an, verbessert die Nährstoffaufnahme, wirkt stimulierend auf die „guten" Darmbakterien und fördert insgesamt die Darmgesundheit.

Die im Erdreich vorkommende, natürliche Säure hilft, das optimale Säure-Basen-Verhältnis im Körper wiederherzustellen, was wiederum das Wachstum und die Vermehrung schädlicher Bakterien, Pilze, Hefen und anderer Mikroorganismen eindämmt. Dadurch sinkt die Toxinmenge, die der Körper entsorgen muss.

REISHI-PILZ

Dieser mit dem Glänzenden Lackporling verwandte „König unter den Heilpilzen" ist reich an Antioxidantien und wird in Ostasien seit vielen Tausend Jahren als medizinisches Mittel eingesetzt.

In der Traditionellen Chinesischen Medizin, wo weniger die Behandlung von Krankheiten als vielmehr deren Prävention angestrebt wird, nimmt die Leber eine besondere Stellung ein, da sie Stoffe ab- und umbaut, das Blut von schädigenden Stoffen reinigt und Nährstoffe weiterleitet.

SCHISANDRA

Die Schisandra-Beere findet seit Jahrtausenden
in der Traditionellen Chinesischen Medizin
Verwendung und ist vor allem für ihre positive
Wirkung auf Leber und Nebenniere bekannt.
Sie regt die Produktion verschiedener Entgiftungsenzyme an, gleicht den Hormonspiegel aus und
unterstützt die Nebennieren, was zur Folge
hat, dass der Körper besser mit Stress
umgehen kann.

GLUTATHION

Glutathion erfüllt eine Schutzfunktion für unsere DNA, liefert einen wichtigen Baustein für die Proteinsynthese, unterstützt das Immunsystem und bekämpft freie Radikale. Es ist wichtig für die Funktion bestimmter Enzyme, kann Quecksilber aus dem Gehirn ausleiten und ermöglicht den Fett- und Toxinabbau in Leber und Gallenblase.

Indem Sie die Belastung durch Giftstoffe reduzieren und auf eine gesunde Ernährung achten, können Sie Ihren Glutathionspiegel auf natürliche Weise erhöhen.

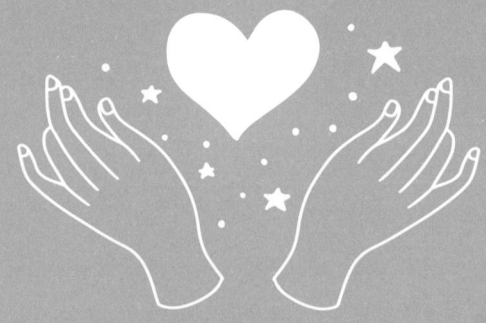

KAPITEL

8

SPROSSEN

und

KEIMLINGE

Während der Keimung
entwickeln sich Getreidekörner,
Gemüsesamen und Hülsenfrüchte
zu regelrechten Energiepaketen.
Innerhalb weniger Tage steigt der
Gehalt an Enzymen und anderen
gesunden Vitalstoffen stark an.
Keimlinge sind zudem leichter
verdaulich, und ihre Inhaltsstoffe
können im Darm besser
aufgenommen werden.

Wenn Ihnen das Verdauen von Bohnen Schwierigkeiten bereitet, könnten gekeimte Bohnen die Lösung für dieses Problem sein.

Die Methode ist ganz einfach und liefert beeindruckende Ergebnisse bei minimalem Aufwand. Rohe oder schonend blanchierte Sprossen können Sie für Salate, Sandwiches, Wraps, Smoothies und Dips verwenden oder sie am Ende des Garvorgangs über ein Pfannengericht geben. Lange kochen sollten Sie sie nicht, um die kostbaren Inhaltsstoffe nicht zu zerstören.

SPROSSEN ZIEHEN

Methode 1

Zwei gehäufte Esslöffel Bohnen, Linsen oder Körner (vgl. Liste auf Seite 116) bzw. einen gehäuften Esslöffel Samen über Nacht in Wasser einweichen und danach das Wasser abgießen. Nach ca. 3–5 Tagen (das Keimgut zwischendurch spülen und abtropfen lassen) sind die Sprossen verzehrbereit. Gründlich waschen, abtropfen lassen und im Kühlschrank aufbewahren. Baldmöglichst verzehren (am besten innerhalb von drei Tagen).

Methode 2

Das eingeweichte Keimgut in ein großes
Glasgefäß füllen – nicht zu viel nehmen, denn
die Sprossen brauchen Platz zum Wachsen!
Mithilfe eines Gummibandes einen feinmaschigen
Netzstoff über die Öffnung spannen. Durch das
Netz das Keimglas mit Wasser füllen und
wieder ausgießen. Diesen Vorgang zweimal
täglich wiederholen. Die Keimlinge NICHT
im Wasser stehen lassen, da sie sonst anfangen
können zu faulen!

Methode 3

Besorgen Sie sich einen Keimbeutel oder Sprossensack mit Kordelzug aus 100 % locker gewebtem Leinen oder Hanf (diese Fasern verrotten nicht). Das eingeweichte Keimgut in den Beutel füllen. Nun den Beutel in frisches Wasser eintauchen und danach sofort über dem Spülbecken aufhängen. Diese Prozedur zweimal täglich wiederholen.

Methode 4

Diese Methode ähnelt der vorangehenden, nur dass das Keimgut nicht in einem Beutel, sondern in einem Korb liegt. Den Korb ins Wasser stellen und dann über dem Waschbecken abtropfen lassen. Dieser Vorgang wird zweimal täglich wiederholt. Danach den Korb immer mit einem Geschirrtuch abdecken, um die Sprossen vor Fliegen und Staub zu schützen.

welche
SAMEN eignen sich ?

Getreide- und Gemüsesamen aller Art,
darunter Linsen, Kichererbsen, Sesam,
Sonnenblumenkerne, Alfalfa, Mungbohnen,
Brokkoli-, Radieschen- und Fenchelsamen,
Dinkel, Kamut und vieles mehr. Mit geringem
Zeitaufwand erhalten Sie das ganze Jahr über
frische, entgiftende, enzym- und nährstoff-
reiche Nahrungsmittel, die nur einen Bruch-
teil von dem kosten, was Sie im Laden für
Sprossen und Keimlinge bezahlen.

ALFALFA-SPROSSEN

Die ballaststoffreichen Sprossen der Luzerne wirken entgiftend. Sie können verschiedene Toxine wie z. B. chemische Nahrungsmittelzusätze binden und sind zudem reich an Vitaminen, Mineralien und Aminosäuren.

BOCKSHORNKLEE-SPROSSEN

Bei den alten Ägyptern, Griechen und Römern standen Bockshornkleesamen hoch im Kurs. Sie riechen ein wenig wie Sellerie, haben aber einen milden, bitter-säuerlichen Geschmack. Sie tragen nicht nur zur Reduzierung von Wassereinlagerungen und Cellulite bei, sondern können, Studien zufolge, auch den Blutzucker stabilisieren. Außerdem helfen sie gegen Lymphstau und lindern Muskel- und Magenkrämpfe sowie Periodenbeschwerden und schwere Beine.

MUNGBOHNEN-SPROSSEN

Gekeimte Mungbohnen enthalten viele essenzielle Aminosäuren und fördern den Abbau des Antinährstoffs Phytinsäure. Die in ihnen enthaltene sogenannte „resistente Stärke" fungiert ähnlich wie wasserlösliche Ballaststoffe und dient den nützlichen Darmbakterien als Nahrung.

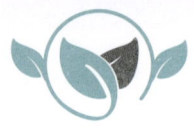

BROKKOLI-SPROSSEN

Brokkolisprossen enthalten reichlich Glucoraphanin, das in den bedeutenden Pflanzenwirkstoff Sulforaphan umgewandelt wird.

Das Senföl Sulforaphan aktiviert Phase-II-Enzyme, die in der Leber toxische Stoffwechselprodukte in weniger giftige Verbindungen umwandeln, welche dann ausgeschieden werden können. Außerdem sorgt es für einen deutlichen Anstieg des Glutathionspiegels, was wiederum eine positive Wirkung auf den Entgiftungsprozess hat.

RADIESCHEN-SPROSSEN

Radieschen enthalten, wie andere Vertreter der Gattung Kohl (Weißkohl, Brokkoli, Rosenkohl etc.), Sulforaphan und Indol-3-Carbinol, die als natürliche Stimulatoren für Entgiftungsenzyme fungieren.

Radieschen begünstigen die in der Leber stattfindenden Abbauprozesse von schädlichen Substanzen und enthalten zudem relativ viel Vitamin C, das die Abwehr gegen Krankheitserreger stärkt.

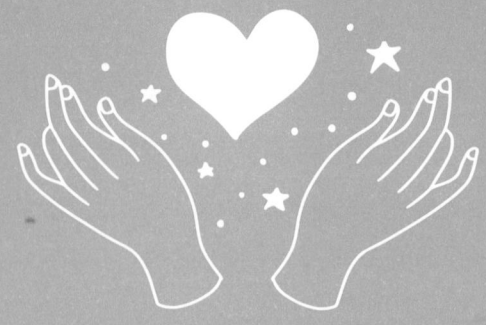

KAPITEL

9

TOXISCHE BELASTUNGEN BEGRENZEN

Wir sind von einem giftigen Chemiecocktail umgeben, doch keine Panik: Wir können die Menge an Giften, die wir aufnehmen, drastisch reduzieren. Zahlreiche Toxine wie Alkohol, Nikotin, Koffein, künstliche Duftstoffe oder chemische Lebens-mittelzusätze konsumieren wir freiwillig. Denken Sie immer daran, die Inhaltsstoffe zu überprüfen!

„Wenn biologische Landwirtschaft
die natürliche Methode ist,
sollten Bioprodukte dann nicht
einfach ‚Produkte‘ genannt und
stattdessen die pestizidverseuchten
Erzeugnisse mit einem
zusätzlichen Attribut
versehen werden?“

YMBER DELECTO

TOXINE und
unser KÖRPER

Wir können es zwar nicht gänzlich vermeiden,
mit Toxinen in Kontakt zu kommen, sei es
in Form von Umweltgiften oder Pestiziden
auf Nahrungsmitteln, aber wir können die
negativen Auswirkungen dieser Exposition
reduzieren, indem wir uns für einen möglichst
gesunden Lebenswandel entscheiden.

BIO-
LEBENSMITTEL

Es hat viele Vorteile, ökologisch produzierte Lebensmittel zu konsumieren. Sie sind nicht nur nachhaltiger und besser für die Umwelt, sondern verringern auch die Menge an giftigen Schädlings- und Unkrautvernichtungsmitteln, die wir mit der Nahrung aufnehmen.

ALKOHOL

Es gibt kein absolut sicheres Maß beim Alkohol-konsum. Wenn Sie regelmäßig mehr als drei Alkoholeinheiten (sogenannte Standardgläser) am Tag trinken, laufen Sie Gefahr, Ihre Organe ernsthaft zu schädigen oder sie zumindest in ihrer Funktion zu beeinträchtigen.

Exzessiver Alkoholkonsum über einen längeren Zeitraum verursacht schwerwiegende gesundheit-liche Probleme.

KOFFEIN

Vielen Menschen fällt es schwer, keinen Kaffee mehr zu trinken, da Koffein abhängig macht. In einzelnen Fällen reichen schon 350 mg Koffein, um die Konzentrationsfähigkeit einzuschränken.

Koffein wirkt zwar zunächst anregend, kann aber in hohen Dosen Ermüdung hervorrufen, die Sie wieder mit Koffein bekämpfen. Dieser Teufelskreis kann in eine Abhängigkeit münden, und Sie brauchen immer mehr, um sich normal zu fühlen.

SALZ

Eine stark salzhaltige Ernährung kann bewirken, dass der Körper überschüssige Flüssigkeit zurückhält, was vor allem dann schlecht ist, wenn Sie nicht genügend Wasser trinken. Der Körper reagiert darauf mit einem antidiuretischen Hormon, welches die Entleerung der Blase und damit die Entgiftung blockiert.

Salzarme Kost in Kombination mit großzügiger Flüssigkeitsaufnahme bremst die Freisetzung dieses Hormons und regt das Wasserlassen an, und mit dem Wasser werden mehr Abfallprodukte ausgeschieden.

ZUCKER

Als untersucht wurde, welche Lebensmittel den größten Schaden durch freie Radikale anrichten, stand Zucker ganz oben auf der Liste! Zwei Stunden nach dem Verzehr von 30 g Zucker – das entspricht z. B. einer Dose Cola – hatte sich die Menge an freien Radikalen mehr als verdoppelt. Auch der Anteil an schädlichen Darmbakterien erhöht sich durch Zucker, wodurch die Gefahr besteht, dass mehr Toxine reabsorbiert werden.

Hätten Sie's gewusst?

In Deutschland liegt der jährliche
Pro-Kopf-Verbrauch von Zucker bei fast
35 kg, während die Weltgesundheits-
organisation WHO empfiehlt, täglich nicht
mehr als 25 g Zucker zu konsumieren. In
Frankreich essen 53 % der Bevölkerung
Kuchen, und fast 40 % der Europäer greifen
zu Schokolade, wenn sie gestresst sind.
Zucker ist allgegenwärtig, und manchmal
ist es mühsam, ihn zu vermeiden,
aber es ist möglich.

STRESS

Wenn wir gestresst sind, produziert unser Körper
verschiedene Substanzen, die uns in eine Art
Alarmzustand versetzen, und diese zusätzlichen
Stoffe müssen von den Organen abgebaut werden.
Ein weiterer Risikofaktor von Stress besteht darin,
dass wir eher zu ungesunden Lebensmitteln
greifen, die den Körper belasten.

TOXINE im
eigenen ZUHAUSE

Die Verwendung selbst hergestellter natürlicher Produkte anstelle von chemischen Putzmitteln oder der Kauf von umweltfreundlichen Alternativen ist ein erster wichtiger Schritt auf dem Weg zu einem weniger mit Giften belasteten Zuhause.

KOSMETIK-
ARTIKEL

Ein beachtlicher Teil der Produkte, die auf die Haut aufgetragen werden, gelangt in die Blutbahn. Es ist also ratsam, bei Duschgel, Gesichtscreme und Körperlotion auf natürliche Inhaltsstoffe zu achten.

LUFTERFRISCHER

Raumsprays, Luftverbesserer und andere Produkte zur Beduftung von Innenräumen belasten die Raumluft, die Sie und Ihre Lieben einatmen.

Achten Sie darauf, für Ihren Diffuser oder Ihre Duftlampe ausschließlich reine, 100 % natürliche ätherische Öle zu verwenden. Sie können auch einfach etwas Natron in eine Schüssel geben, einige Tropfen eines ätherischen Öls darüber träufeln und ins Zimmer stellen – fertig ist der Lufterfrischer!

TEPPICHE AUFFRISCHEN

Mit Natron oder Backpulver lassen sich unangenehme Gerüche zuverlässig entfernen. Einfach etwas Pulver über den Teppich streuen, mit einer Bürste einarbeiten, einige Minuten einwirken lassen und dann mit dem Staubsauger absaugen.

FENSTERREINIGER

Füllen Sie eine Sprühflasche zu gleichen Teilen mit Essig und Wasser. Wenn Sie möchten, können Sie noch ein paar Spritzer eines ökologischen Spülmittels hinzugeben. Dann die Fensterscheibe besprühen und mit einem Tuch trockenreiben.

Alternativ können Sie auch Reinigungs-alkohol verwenden: Einfach die Fensterscheibe einsprühen und trockenwischen.

FUSSBODEN-
REINIGER

Geben Sie eine halbe Tasse hellen, klaren Essig in einen Eimer mit heißem Wasser (ca. 5 Liter) und wischen Sie damit den Boden. Alternativ geben Sie etwas umweltfreundlichen Neutralreiniger ins heiße Putzwasser.

WC-REINIGER

Anstelle der üblichen Chemiekeule verwenden Sie
Essig, den Sie in eine Sprühflasche füllen.
Die Toilette einsprühen und mindestens zehn
Minuten einwirken lassen – das tötet Keime ab
und neutralisiert unangenehme Gerüche.

„Wir leben heute in einer Welt,
in der Limonade künstliche
Aromen, Möbelpolitur hingegen
echte Zitronen enthält!"

ALFRED E. NEWMAN

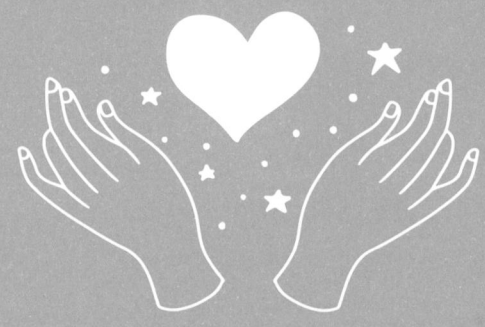

KAPITEL

10

NEBEN-WIRKUNGEN einer DETOX-KUR

Bei den meisten Menschen sind Nebenwirkungen im Zuge einer Detox-Kur unvermeidlich. Welche und wie viele Begleiterscheinungen in welcher Intensität auftreten, ist jedoch individuell verschieden – die einen leiden mehr, die anderen weniger. Um etwaige Beschwerden zu lindern, können Sie einige der Vorschläge in Kapitel 11 beherzigen und auch professionelle Behandlungen in Anspruch nehmen. Glücklicherweise sind diese Nebenwirkungen vorübergehend, manche halten nur einen Tag an, andere vielleicht eine Woche, aber sie werden auf jeden Fall wieder verschwinden, daher: Nicht verzagen!

KOPFSCHMERZEN

Egal, ob Sie sich für einen „kalten Entzug"
entscheiden oder den Konsum schrittweise
reduzieren: Die meisten Menschen leiden unter
Kopfschmerzen oder sogar Migräne, wenn sie auf
Koffein in Kaffee, Tee oder Softdrinks verzichten.

Zum Glück dauert diese unangenehme Begleit-
erscheinung bei den meisten nur etwa zwei Tage,
bei manchen vielleicht ein paar Tage länger. In der
Regel verengt Koffein die Blutgefäße im Gehirn,
aber wenn wir es weglassen, weiten sie sich wieder.

VERDAUUNGS-PROBLEME

Veränderungen in der Ernährung verursachen häufig Verdauungsprobleme, und eine Detox-Kur bildet da keine Ausnahme. Wenn wir mehr Vollwertprodukte, frisches Obst und Gemüse essen, nehmen wir mehr Ballaststoffe auf als zuvor üblich, und das kann zu Bauchkrämpfen oder sogar Durchfall führen. Andererseits kann der Verzicht auf Kaffee oder Zigaretten Verstopfung mit sich bringen, weil Koffein und Nikotin den Darm anregen.

HAUTPROBLEME

Die Haut ist unser größtes Entgiftungsorgan. Viele klagen im Zuge ihrer Detox-Kur über Ausschlag, Juckreiz oder Pickel. Es kann sein, dass Sie mehr schwitzen und einen unangenehmen Körpergeruch feststellen, der auch nach dem Duschen oder Baden nicht verschwindet. Doch keine Sorge, das hält in der Regel nicht lange an. Wenn Sie sich weiterhin um Ihre Gesamtgesundheit kümmern, können die übrigen Entgiftungsorgane effizienter arbeiten und die Haut stärker entlasten.

VERMEHRTES WASSERLASSEN

Es ist ganz normal, dass Sie während der
Entgiftung häufiger die Toilette aufsuchen.
Die in verarbeiteten Lebensmitteln enthaltenen
chemischen Stoffe wie Konservierungsmittel,
Farbstoffe oder Geschmacksverstärker werden oft
nicht gut vertragen. Um diese störenden Stoffe
rasch ausscheiden zu können, versucht der Körper,
Flüssigkeit vorzuhalten. Werden diese belasteten
Lebensmittel weggelassen, steigt möglicherweise
der Harndrang – was aber auch einfach eine Folge
der erhöhten Flüssigkeitsaufnahme sein kann.

VORHANDENE BESCHWERDEN

Während der Entgiftung verschlimmern sich bei manchen Menschen vorhandene Beschwerden, bevor eine Besserung eintritt. Ekzeme, Ausschlag und Schmerzen können kurzzeitig zunehmen, manche leiden auch temporär unter Müdigkeit oder Niedergeschlagenheit.

Fällt die Reaktion bei Ihnen sehr drastisch aus, sollten Sie die Sache langsamer angehen und die gewohnten „ungesunden" Dinge nicht sofort ganz weglassen, sondern mit den gesunden mischen.

TIPP für MEHR ENERGIE

Studien haben ergeben, dass Ginkgo – das Extrakt aus den Blättern des Ginkgobaumes ist in zahlreichen Nahrungsergänzungsmitteln enthalten – die Konzentration fördert und insgesamt die geistige Energie stärkt. Beachten Sie jedoch die Informationen auf der Produktverpackung und vermeiden Sie eine Überdosierung.

Ginkgo ist kein Detox-Mittel, kann aber vorübergehenden Energiemangel bekämpfen.

„Unser Körper
ist ein Garten und unser
Wille der Gärtner.“

WILLIAM SHAKESPEARE

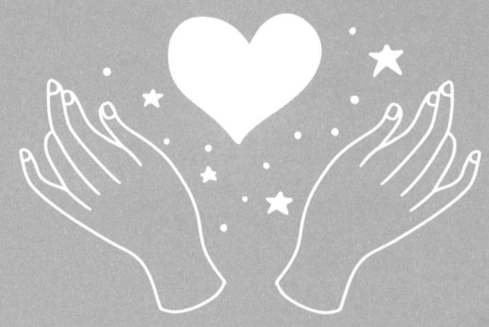

KAPITEL

11

WELLNESS
zum SELBER-
MACHEN

Es gibt viele einfache
Methoden, um den
Entgiftungsprozess zu fördern,
Nebenwirkungen zu lindern
und das Wohlbefinden zu
steigern. Die folgenden
Behandlungen können Sie zu
Hause selbst durchführen, und
die dafür nötigen Produkte
sind problemlos erhältlich und
einfach in der Handhabung.

TROCKENBÜRSTEN

Die Haut ist unser größtes Ausscheidungsorgan und wird manchmal als „dritte Niere" bezeichnet. Das Trockenbürsten mit einer Körperbürste mit Naturborsten bringt den Entgiftungsvorgang in Schwung. Es verbessert zudem das Hautbild, regt die Durchblutung an und aktiviert vor allem das Lymphsystem.

Führen Sie mit der Bürste sanfte, langgezogene Kreisbewegungen auf der Haut aus, und arbeiten Sie von den Extremitäten in Richtung Herz.

EPSOM-SALZ

Nehmen Sie ein Vollbad mit Epsom-Salz (Magnesiumsulfat). Wenn Sie keine Badewanne haben, gönnen Sie sich ein Fußbad – einfach eine große Schüssel mit warmem Wasser füllen und etwas Bittersalz darin auflösen.

Für eine starke Entgiftung werden etwa 250 g Epsom-Salz im heißen Wasser aufgelöst. Die Badedauer beträgt mindestens 20–30 Minuten; in dieser Zeit kann der Körper so viel Magnesium aufnehmen, wie er benötigt.

BAD MIT ÄTHERISCHEM ÖL

Lassen Sie sich ein heißes Bad ein, legen Sie entspannende Musik auf, zünden Sie ein paar Kerzen an, verbannen Sie das Handy aus dem Badezimmer und schließen Sie die Tür. Nun geben Sie acht Tropfen ätherisches Öl ins Wasser, verteilen es und steigen in die Wanne.

Schließen Sie die Augen, genießen Sie den Duft und bleiben Sie 20–30 Minuten im Wasser, damit sich die heilsame Wirkung entfalten kann.

WICKEL MIT RIZINUSÖL

(Nur äußerlich anwenden!)

Die proteinähnlichen Bestandteile des Rizinusöls stimulieren die Immunabwehr und helfen, eingelagerte Giftstoffe abzubauen. Tränken Sie ein Baumwolltuch mit Rizinusöl und legen Sie es auf die zu behandelnde Körperstelle, zum Beispiel die Leber oder ein schmerzendes Gelenk. Decken Sie das Tuch mit Klarsichtfolie ab und legen Sie eine Wärmflasche darauf. 30–60 Minuten einwirken lassen.

SALZ-PEELING

Verrühren Sie eine Tasse feines Meersalz mit etwas Glyzerin zu einer Paste und geben Sie fünf Tropfen naturreines ätherisches Zitronenöl hinzu. Stellen Sie sich in die Dusche und verreiben Sie die Salzmischung auf dem ganzen Körper (nicht anwenden bei verletzter Haut). Danach gründlich abduschen.

Das Peeling entfernt abgestorbene Hautschüppchen und regt die Durchblutung und den Lymphfluss an.

SCHWITZEN

Alles, was uns ins Schwitzen bringt, hilft
dem Körper, schneller und wirkungsvoller
zu entgiften. Sport ist eine naheliegende
Möglichkeit, die Schweißproduktion
anzukurbeln. Für all jene, die eher zu „Sport
ist Mord" tendieren, habe ich aber eine
Alternative:

Nehmen Sie ein heißes Bad und trinken Sie
dazu heißen Ingwertee. Danach legen Sie sich
mit ein paar Wärmflaschen ins Bett und hüllen
sich in mehrere Decken.

SPAZIEREN GEHEN

Ein dynamischer Spaziergang unterstützt den Entgiftungsprozess insgesamt, indem er den Kreislauf in Schwung bringt und das Lymphsystem anregt. Tiefe Atemzüge an der frischen Luft fördern außerdem das Entgiften über die Lunge. Dafür reicht es schon, täglich 20 Minuten nach draußen zu gehen.

Die optimale Wirkung hat ein Spaziergang durch den Wald, über Wiesen und Felder oder in einem Park mit vielen Bäumen.

EINLÄUFE

Wenn Sie unter chronischer Verstopfung leiden, könnten Sie in Erwägung ziehen, Ihr Detox-Programm mit einem Einlauf oder Klistier zu beginnen. Aber keine Sorge: Infolge der Ernährungsumstellung wird Ihr Darm bald von selbst effizienter arbeiten.

Sollten Sie sich für einen Einlauf entscheiden, finden Sie online zahlreiche Informationen, wie Sie vorgehen sollten. Das nötige Zubehör erhalten Sie in der Apotheke, wo Sie zudem noch gut beraten werden.

„Sechs Ärzte heilen dich im Nu,
die sollst du nie vergessen:
Sonne, Wasser, Luft und Ruh',
viel Sport und gutes Essen."

KINDERVERS, FREI NACH WAYNE FIELDS,
WHAT THE RIVER KNOWS (1990)

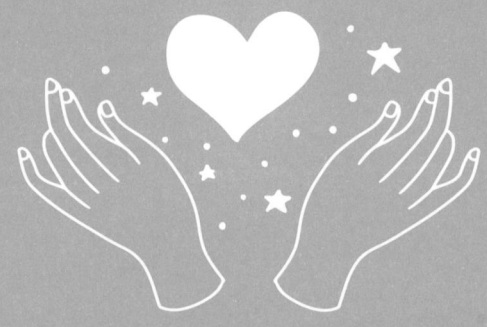

KAPITEL

12

HEILSAME BEHANDLUNGEN und ÜBUNGEN

Verschiedene Therapie- und Behandlungsformen
unterstützen den Entgiftungsprozess und können
unangenehme Begleiterscheinungen merklich
lindern. Besonders wohltuend und ungemein
entspannend sind Massagen, denn sie sorgen
für eine bessere Durchblutung und bauen Stress
ab. Forschungen ergaben zudem, dass bei einer
Massage die Hauttemperatur ansteigt; dadurch
werden die Lücken zwischen den Zellen größer,
und die Lymphe kann besser fließen.

LYMPH-
MASSAGE

Eine manuelle Lymphdrainage ist die wirkungs-
vollste Form der Massage, wenn es darum geht,
das Lymphsystem zu entgiften. Die Behandlung
besteht aus sanften, kreisförmigen Bewegungen
mit den Händen und speziellen Griffen.

Damit Lymphdrainagen die gewünschte Wirkung
erzielen, sollten sie von ausgebildetem Fach-
personal vorgenommen werden.

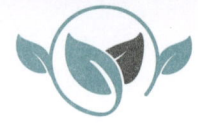

DAMPFBAD und SAUNA

Alles, was den Körper zum Schwitzen bringt, ist hilfreich, um gespeicherte Giftstoffe loszuwerden. Wenn Sie Ihre Ernährung umstellen und mehr frische, naturbelassene Nahrungsmittel zu sich nehmen, geben die Zellen mehr Abfallprodukte und Toxine in die Blutbahn ab, die von den Organen weiter abgebaut werden müssen.

Je mehr Sie unternehmen, um den Prozess zu beschleunigen und die Organe zu entlasten, desto besser fühlen Sie sich.

AKUPUNKTUR

Bei der Akupunktur werden sehr feine, dünne Nadeln an ganz bestimmten Stellen des Körpers in die Haut gesteckt. Das regt einen positiven Energiefluss an und bringt die Organe und Systeme wieder ins Gleichgewicht.

Natürliche Entgiftung mithilfe von Akupunktur wirkt auf den ganzen Organismus, auch auf geistiger, spiritueller und emotionaler Ebene.

AROMATHERAPIE

Spezielle ätherische Öle, die mit einem Basisöl verdünnt wurden, können den Entgiftungsprozess sehr positiv beeinflussen. Die Wirkstoffe der Öle gelangen über die Haut und durch die Nase in die Blutbahn. Wunderbar, dass Detox so gut duften kann!

YOGA und TAI CHI

Die im Yoga und Tai Chi praktizierten Übungen helfen Ihnen, richtig zu atmen. Dadurch funktionieren Ihre Lungen besser und können effektiver entgiften. Das Dehnen der Muskeln baut Spannungen ab und setzt gespeicherte Milchsäure und andere Toxine frei.

Das Reduzieren von Stress ist sehr wirkungsvoll, denn der Körper produziert weniger Stresshormone, die letzten Endes toxisch sind. Yoga regt zudem das Lymphsystem an, denn das An- und Entspannen der Muskeln verbessert den Lymphfluss.

GANZKÖRPER-
PACKUNG

Ganzkörperpackungen bzw. -masken mit
Algen oder Heilschlamm helfen der Haut, sich
von Giftstoffen zu befreien, und regen
die Transpiration an.

Da die Haut unser größtes Organ ist, kann
eine Ganzkörperbehandlung große Wirkung auf
die Gesundheit und das allgemeine Wohlbefinden
haben. Der Kreislauf wird angeregt, und abgestorbene Hautschuppen werden entfernt.

INFUSIONEN

Bei einer Infusionstherapie werden Vitamine, Mineralien, Spurenelemente oder Naturstoffe intravenös verabreicht, die Stoffe gelangen also direkt ins Blut, ohne Umweg über den Verdauungstrakt. So können Nährstoffdefizite rasch und gezielt ausgeglichen werden. Auch bei einer Entgiftung können Infusionen hilfreich sein.

Manche schwören auf eine Infusion mit Vitamin C und anderen Nährstoffen, um nach einem feuchtfröhlichen Abend den Kater rascher zu überwinden.

„Wir Menschen sind
schon rechte Narren,
wienern fleißig uns're Karren,
doch wie's um
unsern Körper steht,
wird ignoriert,
so lang es geht."

FREI NACH JOHN KENDRICK BANGS

„Kein Teil
kann gesund sein,
solange nicht das
Ganze gesund ist."

PLATON

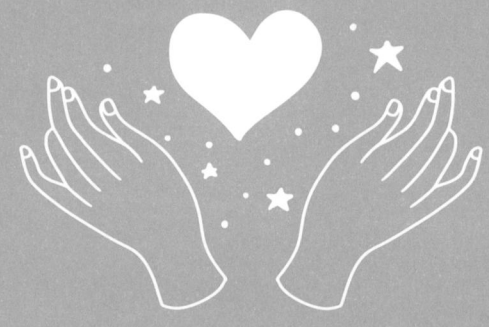

KAPITEL

13

ENT-
RÜMPELN
und ORDNEN

Ein gründlicher Hausputz samt
Entrümpelung sollte fester Bestandteil
Ihres Detox-Programms sein. Das macht
den Kopf frei und schafft auch in vielen
anderen Lebensbereichen Ordnung, die
ein wenig Säuberung und Entgiftung
vertragen können. Räumen Sie die
Küchenschränke auf, misten Sie Ihren
Kleiderschrank aus, und schon haben Sie
zwei Stressquellen weniger! Beseitigen
Sie am Arbeitsplatz überflüssige Papiere,
alte Zeitschriften und nutzloses Zeug,
befreien Sie jeden Winkel Ihres Lebens
von Altlasten – schaffen Sie Platz für ein
gesünderes, glücklicheres Selbst.

SPEISEKAMMER

Bevor Sie Ihr Detox-Abenteuer beginnen, kontrollieren Sie zuallererst Ihre Speisekammer. Meist tauchen bei solchen Aufräum- und Putzaktionen längst abgelaufene Lebensmittel in irgendwelchen Ecken auf. Vor allem aber ist dies die Gelegenheit, Produkte auszusortieren und weiterzuverschenken, die Sie nach Beendigung Ihrer Detox-Kur sowieso nicht mehr essen möchten.

KLEIDERSCHRANK
und KOMMODE

Bei den meisten von uns hängen Kleider im Schrank, die wir schon lange nicht mehr anhatten und wahrscheinlich nie wieder tragen werden. Manches muss vielleicht geflickt werden, aber bei einem vollgestopften Schrank verliert man leicht den Überblick, was man eigentlich alles besitzt.

Räumen Sie den Schrank ganz aus und gehen Sie alle Kleidungsstücke durch. Dann machen Sie vier Stapel: Behalten, Flicken, Spenden, Wegwerfen.

ZIMMER für ZIMMER

Gehen Sie durch alle Räume, entscheiden Sie, was Sie wirklich brauchen, und verschenken oder verkaufen Sie den Rest. Wenn Sie alles losgeworden sind, was Sie nicht mehr benötigen, lassen sich die Zimmer sehr viel leichter sauber halten. Vielleicht investieren Sie auch in einen leistungsfähigen Staubsauger mit HEPA-Filter und saugen damit auch Vorhänge, Teppiche, Möbel und Matratzen ab.

Staubsauger haben heutzutage viel Zubehör – wie wäre es, dieses Mal einfach alles zu benutzen? Probieren Sie es aus!

FENSTER ÖFFNEN

Öffnen Sie so oft wie möglich die Fenster
(sofern das Wetter es erlaubt) und lassen Sie
frische Luft durch alle Räume strömen.

der GEIST

Versuchen Sie, während des Entgiftens Stress zu reduzieren und auch Ihren Geist zu „entrümpeln". Nehmen Sie sich zum Beispiel vor, weniger Zeit in sozialen Netzwerken zu verbringen, oder legen Sie Zeiten fest, in denen Sie nicht ans Telefon gehen und keine Nachrichten beantworten.

Detox heißt in diesem Fall auch, Dinge abzuladen, indem wir sie in ein – papiernes oder elektronisches – Notizbuch schreiben. So müssen wir nicht ständig alles im Kopf behalten, denn auch das verschlingt Zeit und Energie.

CHECKLISTE

Überlegen Sie, was bei Ihnen Stress auslöst und welche Dinge Ihrem Körper und Ihrer Seele schaden. Ist es das Geld, die Arbeit, die Beziehung, die Familie, jemand im Freundeskreis?

Was auch immer es ist: Finden Sie heraus, was Sie dagegen tun können! Können Sie sich beruflich verändern, mit Ihren Vorgesetzten sprechen oder Ihre persönliche Einstellung ändern?

Erstellen Sie einen Finanzplan. Wie könnten Sie Ihr Einkommen erhöhen, wo Geld sparen? Verbringen Sie weniger Zeit mit toxischen Familienmitgliedern und trennen Sie sich von destruktiven, energieraubenden Freund*innen.

HOBBYS

Lernen Sie stricken oder sticken, puzzeln, lesen oder kochen Sie. Es gibt unendlich viele Hobbys, da ist sicher auch etwas für Sie dabei! Richten Sie sich einen Ort ein, wo Sie Ihrem Hobby frönen können, nehmen Sie sich Zeit für Ihr Vergnügen! Denken Sie immer daran, dass Sie auch Phasen der Stille und Ruhe brauchen.

Für eine Freundin von mir, die in ihrem Garten Salat, Obst und Gemüse für den Eigenbedarf anbaut, ist das Gärtnern Fitnesskurs und bestes Anti-Stress-Mittel.

TAGEBUCH SCHREIBEN

Tagebuchschreiben ist überaus heilsam und wirkt Wunder, um Stress abzubauen. Tagebücher gibt es in allen Formen. Sie können hineinschreiben, was Sie denken und fühlen, wofür Sie dankbar sind, was den Tag über geschehen ist, was Sie loslassen möchten usw.

Nicht vergessen: Perfektionismus ist hier fehl am Platz! Setzen Sie sich nicht selbst unter Druck, das wäre nur zusätzlicher Stress und liefe dem Sinn und Zweck des Tagebuchs völlig zuwider.

LISTEN MACHEN

Schreiben Sie es auf, notieren Sie es in Stich-
punkten oder machen Sie eine Liste mit Spiegel-
strichen: Dinge, die Sie lieben, eine To-do-Liste,
was auch immer! Wenn Sie Ihr Detox-Programm
beginnen und fortan gesünder leben möchten, ist
ein Ernährungstagebuch hilfreich.

Notieren Sie, welche Nahrungsergänzungsmittel
Sie nehmen, ob sie Nebenwirkungen haben und
wie sich Ihr Gewicht entwickelt. Sie können auch
neue Lieblingsrezepte aufschreiben. Verwenden
Sie bunte Stifte, Symbole etc., dann macht es noch
mehr Spaß!

SEIEN SIE KREATIV

Wenn ich Stress abbauen will, nehme ich mein Skizzenbuch und male, zeichne und kritzele nach Herzenslust darin herum. Ich bin beileibe keine Künstlerin, aber es tut gut, Alltägliches einfach aufzumalen!

Dazu brauchen Sie außer einem Skizzenbuch, Bleistifte, Radiergummi, Spitzer, Buntstifte oder Aquarellfarben und ein paar Filzschreiber. Im Internet finden Sie unzählige Anregungen, wie ein solches Kreativ-Tagebuch aussehen könnte, lassen Sie sich inspirieren!

„*Dein Körper*
ist kostbar.
Er ist der Schlüssel
zur Erleuchtung.
Gehe achtsam
mit ihm um."

SIDDHARTHA GAUTAMA

ZUM ABSCHLUSS

Vielleicht fragen Sie sich, wie Sie sich nach der Detox-Kur ernähren sollten – vegan, rohköstlich oder makrobiotisch? Das Wichtigste ist, möglichst unverarbeitete Lebensmittel zu wählen. Vermeiden Sie Produkte mit chemischen Zusatzstoffen, zu viel Zucker oder Weißmehl, und entscheiden Sie sich so oft wie möglich für naturbelassene, biologisch erzeugte, vollwertige Nahrungsmittel. Falls Sie auf Fleisch nicht verzichten möchten, essen Sie weniger davon und achten Sie auf Bio- und Freilandhaltung. Trinken Sie genug und essen und trinken Sie regelmäßig fermentierte Produkte. Wenn Sie unsicher sind, was Ihre Ernährung betrifft, lassen Sie sich von Naturheilkundigen oder Ernährungstherapeut*innen beraten.

Doch was auch immer Sie tun – werfen Sie Ihren Erfolg nicht weg, den Sie sich so hart erarbeitet haben! Detox ist der Start in ein gesünderes Leben, in dem unangenehme Reaktionen auf Nahrungsmittel und andere Produkte immer seltener vorkommen werden. Nach einer Entgiftung besitzen wir mehr Energie, schlafen besser, sind geduldiger und haben eine positivere Ausstrahlung, kurz: Detox tut einfach in jeder Hinsicht gut, vor allem, wenn wir es danach schaffen, besser auf uns und unseren Körper zu achten.

Gutes Gelingen & viel Glück!
Sonia

*„Jeder Mensch
ist der Urheber seiner
eigenen Gesundheit
oder Krankheit.“*

SIDDHARTHA GAUTAMA